Dr M. Hélouin

Traitement Orthoptique

DU

STRABISME

(convergent et vertical)

PAR LA

MÉTHODE DE REMY

à l'aide de son

DIPLOSCOPE

Prix : 2 francs.

PARIS
IMPRIMERIE TYPOGRAPHIQUE R. TANCRÈDE
15, rue de Verneuil, 15

1914

Dr M. Hélouin

Traitement Orthoptique

DU

STRABISME

(convergent et vertical)

PAR LA

MÉTHODE DE REMY

à l'aide de son

DIPLOSCOPE

Prix : 2 francs.

PARIS
IMPRIMERIE TYPOGRAPHIQUE R. TANCRÈDE
15, rue de Verneuil, 15

1914

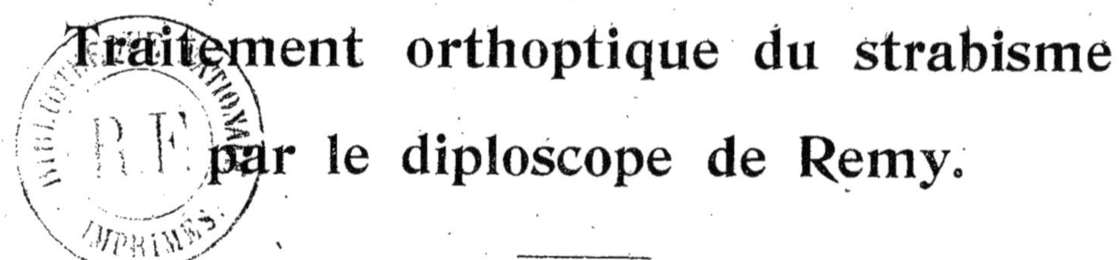

Traitement orthoptique du strabisme par le diploscope de Remy.

INTRODUCTION

Une étude aussi spéciale que celle qui a trait au « Diploscope » de Remy et à son emploi dans le traitement du strabisme, aurait dû être écrite depuis longtemps par un ophtalmologiste. Je n'ai pas à rechercher les causes pour lesquelles la grande majorité des ophtalmologistes n'accordent à ce merveilleux instrument qu'un bienveillant dédain et font autour de lui la conspiration du silence, mais je dois aux praticiens qui me font l'honneur de me lire, de leur expliquer pourquoi, ignorant de l'ophtalmologie, j'ai osé aborder un sujet spécial d'une spécialité qui m'est étrangère.

Mon fils, actuellement âgé de neuf ans, n'en avait que quatre quand je découvris chez lui les débuts d'un strabisme convergent. Mon premier soin fut de le conduire chez un oculiste ami, qui, après avoir fait toutes les réserves qu'il convenait sur l'évolution de cette affection, la possibilité d'une guérison spontanée, celle bien plus probable d'une opération ultérieure, conseilla, comme traitement de début, les instillations classiques à l'atropine. Résultat : accentuation du strabisme, avec, en plus, des troubles d'accommodation pénibles, voire même dangereux.

Quelques semaines de ce traitement suffirent pour me convaincre de son influence néfaste, et tout comme un de ces vulgaires malades contre lesquels nous nous irritons volontiers, parce que sans doute nous ne voyons pas les choses du même point de vue, je changeai de médecin.

L'ophtalmologiste des hôpitaux que je consultai alors, confirma de tous points le diagnostic, le pronostic et le traitement de son prédécesseur.

De nouveau je soumis mon fils au traitement indiqué, mais à regret et avec l'intime conviction qu'il lui était plus nuisible qu'utile. C'est pourquoi j'entrepris d'étudier spécialement la question du strabisme et le hasard voulut que pour débuter je pris connaissance de plusieurs articles de Trousseau, où cet oculiste distingué s'élevait véhémentement contre l'emploi de l'atropine et des louchettes.

Le lendemain j'étais chez Trousseau. Tous ceux qui ont eu le bonheur d'approcher ce maître savent quel accueil aimable il savait réserver à ses confrères et avec quelle franchise il exposait ses idées : « Laissez là atropine et louchettes, me dit-il, si vous ne voulez pas aggraver l'état de votre enfant. Ne vous inquiétez pas il guérira sans opération. Faites-lui simplement porter d'une façon permanente des verres convexes, car, comme presque tous les strabiques convergents, il présente un léger degré d'hypermétropie. »

Enchanté de l'accueil et du pronostic, je le fus moins du traitement. Je constatai bien que le port permanent des verres convexes diminuait quelque peu la convergence de mon strabique, mais de modifications assez notables pour laisser espérer la guérison spontanée, je n'en constatai pas.

Lors de la dernière visite que je fis à Trousseau, c'était quelques jours avant l'accident qui l'enleva à l'affection des siens, je le pressai de me découvrir toute sa pensée. C'est alors qu'il me dit : « Je crois, en effet, que le port des verres ne suffira pas à guérir votre fils comme je l'espérais, mais une simple petite opération lui redressera facilement la vue. » Cependant j'avais remarqué, dès le début de l'affection, que la convergence des axes oculaires variait d'un moment à l'autre dans de grandes limites et sous les influences les plus diverses. Mon enfant regardait-il avec attention et fixité, la convergence augmentait, regardait-il en haut, elle diminuait, en bas elle augmentait, était-il actionné à un travail, à un jeu, ou était-il fatigué, il en était de même. Aussi, malgré les affirmations de Trousseau ne pouvais-je admettre l'utilité d'une opération FIXE pour une déviation VARIABLE et étais-je bien décidé à ne pas laisser pratiquer la moindre ténotomie.

Trousseau disparu, je conduisis mon fils auprès d'un ophtalmologiste distingué des Quinze-Vingts. — « J'estime, me dit-il en substance, que votre fils ne pourra guérir sans opération ». Soit, lui dis-je, bien que le principe de cette opération ne me semble pas logique, mais répondez-vous du succès ?

Après un temps de réflexion : « Oui, dit-il, mais à une condition, c'est que vous me laissiez lui faire une ou deux retouches si cela est nécessaire. » Et il m'expliqua que par là il fallait entendre une seconde et au besoin une troisième intervention pour corriger la première. Et encore me laissa-t-il entrevoir la possibilité d'une dernière intervention vers l'âge de 18 ans, au moment où le strabisme est définitivement constitué et ne varie plus. Je ne lui cachai pas mon peu d'enthousiasme pour une ténotomie, aussi incertaine dans son exécution que dans ses résultats. — Mais, lui dis-je, j'ai entendu parler d'appareils correcteurs du strabisme. Ne pourrais-je tenter l'application de ces appareils avant d'intervenir ? — Il existe, en effet, me répondit-il, certains appareils pour le traitement orthoptique du strabisme, tel le diploscope de Remy, dont on dit quelque bien. Remy prétend même avoir guéri complètement des strabiques par ce seul traitement, mais mon expérience à ce sujet ne s'étend pas plus loin. Je crois seulement que pour arriver à ce résultat il faudrait soumettre votre enfant à des exercices quotidiens et fatigants qui le rebuteraient bientôt. Cependant, vous pouvez toujours essayer, et je serai d'ailleurs très heureux de connaître le résultat que vous aurez pu retirer de ce traitement. » Et très aimablement il me donna un petit mot de recommandation pour le Dr Remy.

Je n'essaierai pas de décrire la réception que me fit ce dernier à sa clinique de la rue Poulletier. Il faut connaître le Dr Remy, il faut l'avoir vu et entendu pour se faire une idée de sa conviction scientifique, de l'abnégation, du dévouement et du désintéressement qui élèvent cet homme de science et de génie au delà des limites professionnelles.

La première leçon fut assez rude, Remy ne fut pas long à me démontrer que je ne connaissais rien au strabisme et que ce que j'en avais appris ne méritait que l'oubli. Il s'éleva avec force contre le traitement chirurgical, dont il me démontra les dangers et pour terminer, me conseilla de lui confier mon fils sans chercher à comprendre en quelques jours ce qu'il avait mis neuf ans à découvrir. Mais j'étais décidé à ne lui laisser appliquer aucun traitement dont je n'aie, au préalable, reconnu l'utilité. Je persistai donc à vouloir étudier le diploscope avant de l'appliquer, et tous ceux qui connaissent le Dr Remy, n'auront pas de peine à croire qu'il ne me fut pas toujours très commode de saisir et de comprendre les explications qu'il voulut bien me donner en un langage des plus pittoresques, il est vrai, mais parfois quelque peu tumultueux et touffu. En vain, je lui demandai de m'indiquer une publication quelconque où je puisse trouver l'exposé de sa méthode. Une semblable publication n'existait pas (1). Je rédigeai alors des notes et les lui soumis. J'en entendis de dures, mais n'en fus pas découragé. Je recommençai quelque temps après et, cette fois, Remy, surpris de ma ténacité, voulut bien m'encourager en reconnaissant que je commençais à entrevoir le diploscope et que j'étais même un de ceux qui, à l'heure actuelle, le connaissaient le mieux. Entre temps, je soumettais mon fils au traitement orthoptique par des exercices quotidiens. Les résultats que j'en obtins dépassèrent mes espérances. L'amélioration était manifeste. Elle crevait les yeux. Depuis deux années que mon fils suit ce traitement, cette amélioration n'a cessé de progresser, à tel point que s'il ne m'est pas encore permis de prononcer le mot de guérison, j'ai de bonnes raisons de compter sur elle dans un avenir prochain. Actuellement, en effet, grâce au port de lunettes spéciales, le strabisme de mon fils passe facilement inaperçu. Il lit parfaitement DES DEUX YEUX, sait corriger l'excès de convergence quand il se produit et même, à certains moments, peut se passer complètement des verres correcteurs.

Et cependant, son strabisme est tout particulièrement difficile à traiter, en raison de l'impossibilité de corriger ses vices de réfraction.

Faut-il dire la joie que la grande amélioration apportée par le diploscope à la vision de mon fils, m'a fait éprouver? Faut-il dire avec quel intérêt j'ai lu, pendant ces dernières années, les articles, voire même les livres récents, traitant du strabisme et quelle peine j'ai éprouvée en y voyant mentionner presque à regret le diploscope de Remy, alors que d'autres instruments, qui n'en sont qu'une mauvaise copie, y sont complaisamment décrits.

Il me restait à payer au Dr Remy mon tribut de reconnaissance, mais allez donc traiter ce sujet avec un homme qui, *incredibile dictu*, se sauve quand on lui parle d'honoraires!

C'est alors que j'ai pensé lui être agréable en faisant connaître les résultats obtenus avec sa méthode orthoptique et en tâchant de la faire comprendre.

Le Dr Remy, ainsi que ses assistants les docteurs Valby et Blum, auxquels j'ai soumis mon modeste travail, ont bien voulu l'annoter et l'approuver. Mon ami, le professeur Delépine, qui a pu apprécier le dévouement du Dr Remy, et qui a de bonnes raisons, lui aussi, pour se féliciter de sa méthode, a mis le plus grand empressement à me prêter sa collaboration pour la confection des figures.

Nous nous estimerons tous deux amplement récompensés si, en outre du plaisir qu'il peut faire au bienfaiteur de nos enfants, ce travail attire l'attention des praticiens sur la question du strabisme et contribue à sauver quelques strabiques de l'opération... et de la mutilation.

---

(1) Le Dr Remy a fait paraître, sur le Diploscope et ses applications, une série d'études extrêmement intéressantes. Il a fait aussi des communications remarquées aux divers Congrès d'ophtalmologie. Mais tous ces travaux se trouvent dispersés dans des publications diverses qu'il est difficile, sinon impossible, de se procurer, et dont voici la liste :

Recueil d'Ophtalmologie : janvier, octobre, novembre 1902. Applications du Diploscope.

Publication chez Jacquot et Floret, à Dijon : Conférence sur le Diploscope et ses applications, extraite du journal *La Bourgogne Médicale*, 1902.

Recueil d'Ophtalmologie : novembre 1903. Applications du Diploscope ; couleur bleu du ciel : neutralisation. — Mars 1906. Sur le processus du strabisme. — Avril 1906. Mécanisme des projections dans la vision binoculaire. — Mai 1906. Apparence noire du ciel. — Septembre 1906. Note sur les différents modèles de Diploscope.

Bulletin de l'Académie de Médecine, 1907 : Rapport sur le prix Saintour (CADIOT).

Recueil dOphtalmologie, 1908 : Emploi simultané de plusieurs expériences diploscopiques. Nouveau modèle de diploscope.

Communication au Congrès de Heidelberg, 5 août 1908.

Communication au Congrès de Naples, 1909. — Oxford, 1909-1910. — Budapest, 1910.

Communication au Congrès de Bruxelles (rapporté dans *Ophtalmologie provinciale* d'Angers), octobre 1910.

Communications au Congrès de Palerme, 20-23 avril 1911.

PRINCIPES DU TRAITEMENT (*)

Conditions essentielles de la vision distincte binoculaire

La condition essentielle de la vision binoculaire et distincte d'un objet est que l'image de cet objet se fasse exactement et simultanément sur les maculas des deux rétines.

ADDENDUM :

[« Chez l'homme, le même objet est vu avec les deux yeux à la fois ; mais cet objet, en raison de l'écartement des yeux, n'apparaît pas le même à chaque œil, dans sa totalité du moins. Il y a des parties semblables pour les deux yeux (ce sont les plus étendues) et d'autres, très petites il est vrai, mais tout à fait différentes, qui n'apparaissent qu'à un œil ». La vision binoculaire est la résultante de la fusion des deux images vues par chaque œil. Elle est donc quelque chose de plus que voir avec deux yeux. On peut en effet voir une même chose (mais pas placée au même endroit) avec les deux yeux : c'est la vision simultanée avec deux yeux, de même qu'on peut voir avec chacun des yeux un objet différent.

La vision binoculaire est donc faite du fusionnement d'images d'objets vus par les deux yeux sur leur plus grande étendue, et vus séparément par chacun des deux yeux pour *certaines* de leurs parties très restreintes, il est vrai, mais suffisantes pour nous donner la sensation du relief.

Il s'en suit que le fusionnement de deux images ne peut se faire qu'à la condition que ces images soient semblables ce qui ne veut pas dire identiques.]

Première étape du strabisme

Quelle qu'en soit la cause primordiale, *la première étape du strabisme réside dans une incoordination de convergence des axes oculaires.*

ADDENDA :

[I. — Sans vouloir entrer dans la discussion des causes primordiales du strabisme, il n'est pas sans intérêt de signaler l'influence de l'éclairement sur l'éclosion de cette affection. Il est de notion courante que l'inégalité de la

(*) Des difficultés inattendues dans la confection des clichés m'ont obligé à retarder la publication de ce travail. Personne je l'espère n'aura à le regretter. J'en ai profité en effet pour compulser certaines publications et communications que Remy a bien voulu mettre à ma disposition. Je les ai littéralement pillées et le butin que j'en ai recueilli m'a paru trop intéressant pour le conserver pour moi seul. J'ai donc eu l'idée de l'ajouter à mon texte primitif, (tel qu'il a paru ailleurs, *Bulletin des Sciences Pharmacologiques*, février-mars 1913) sous forme d'addenda à chaque chapitre important. La différence d'impression de ces addenda a pour but d'indiquer qu'ils ne sont pas nécessaires à la compréhension du texte mais l'expliquent et le complètent. Ils s'adressent donc surtout à ceux que la question intéresse spécialement. Je conseille aux autres de ne les lire qu'après avoir bien compris la partie fondamentale de ce travail.

Pour ceux qui désireraient puiser aux sources mêmes, je me fais grand plaisir de leur indiquer que tous les travaux publiés par Remy ainsi que ses communications et ses albums se trouvent à la Bibliothèque de l'Ecole de Pharmacie où le bibliothécaire distingué, notre confrère Dorveaux, les a religieusement réunis.

vision, favorise le strabisme; il en est de même de l'inégalité d'éclairement. Des expériences très intéresssantes de Remy sur la couleur bleue du ciel semblent établir que si un trop faible éclairement diminue la vision, il en est de même d'un trop fort éclairement. Ce phénomène paradoxal résulterait d'après lui d'une altération du pourpre rétinien. Quoiqu'il en soit des explications de ce phénomène il n'en résulte pas moins qu'en créant une diminution de la vision, un trop grand éclairement, quand il est unilatéral, crée une inégalité visuelle des yeux et favorise l'apparition du strabisme. Il y a donc quelque chose de vrai dans l'importance attribuée communément à l'orientation des berceaux des enfants par rapport aux fenêtres et ce que beaucoup regardent comme des histoires de bonnes femmes trouve maintenant une explication scientifique.

Remy a souvent remarqué dans ses expériences au diploscope qu'il suffit pour faire neutraliser un œil que celui-ci soit tourné du côté de la fenêtre pendant que l'autre reste dans l'ombre. Ainsi il cite le cas d'une jeune fille qui neutralisait quand l'œil gauche était placé du côté de la fenêtre. Il suffisait soit de la placer inversement de telle façon que ce soit son œil droit qui se trouve du côté de la fenêtre, soit plus simplement de diminuer par un écran la lumière qui arrivait à l'œil gauche pour que la neutralisation cesse. On voit par là l'influence considérable que peut avoir sur l'éclosion des strabismes l'éclairage latéral recommandé dans les écoles. C'est en raison de cette action favorisante de l'éclairement sur le strabisme que Remy estime utile, pour activer la guérison d'un strabique, de le faire changer de côté dans ses différents exercices orthoptiques.

II.— Le premier effet de l'incoordination de convergence des axes oculaires des strabiques au début devrait être de provoquer la diplopie. C'est en effet ce qui arrive chez les strabiques par paralysies oculaires. Mais le strabique non paralytique possède une aptitude pathologique toute particulière à se débarrasser de cette diplopie gênante au moyen de la neutralisation, à tel point qu'on peut dire que chez lui la neutralisation se produit d'emblée.

Lorsque nous fixons un objet placé à une certaine distance, nos yeux sont comme déviés en dedans pour les objets plus éloignés et en dehors pour les objets plus rapprochés. Avec un peu d'attention on finit par arriver à constater qu'il y a diplopie croisée pour les objets plus rapprochés et diplopie homonyme pour ceux plus éloignés : c'est la diplopie physiologique que nous possédons tous normalement et qui, disparue chez le strabique non traité, réapparaît, mais avec des distances variables dans les images, quand le traitement orthoptique a fait cesser la neutralisation.

Rien ne met mieux en évidence la diplopie physiologique que le diploscope où l'on voit nettement par exemple, quatre trous là où il n'y en a que deux. Il est vrai de dire que la diplopie physiologique est connue depuis longtemps puisque vers l'an 1000 elle avait été constatée et discutée grâce à l'expérience suivante rapportée ainsi par Remy.

« Si l'on place, sur une table, deux bougies l'une devant l'autre, la première A, à 0 m. 60 de l'observateur, la deuxième B, à une distance double environ, et qu'on fixe la flamme de la bougie la plus éloignée B, la bougie, située en A, est vue double, et avec un verre rouge placé devant un œil, les deux images de A sont vues en croisement, c'est-à-dire que l'œil gauche voit celle de droite, *et vice versa*. L'inverse a lieu, si l'on fixe la première bougie : c'est la deuxième bougie qui paraît double et les images, au lieu d'être croisées, sont homonymes, c'est-à-dire vues directement.

Modifions cette expérience : à la place de la première bougie, plaçons un écran percé d'un trou de 2 centimètres de diamètre; à la place de la deuxième bougie, supposons un fond lumineux, un carton blanc par exemple, sur lequel sont appendus différents objets ou imprimées des lettres, pour mieux attirer l'attention et aider à retenir les choses vues.

Par le trou de l'écran, on regarde les lettres; le trou est vu double et en images croisées, comme la première bougie lorsqu'on fixe la deuxième. Pour réussir cette expérience et avoir l'illusion du trou double, il faut avoir bien soin de ne pas regarder au niveau du trou lui-même, mais au-delà ; autrement il paraîtrait unique.

Il se passe ici un phénomène analogue, mais en sens inverse de ce qui a lieu dans l'expérience classique de la lecture contrôlée au moyen de la règle. On interpose, entre les yeux de l'observateur et une page d'imprimerie, une règle tenue verticalement. Cette règle projette sur la page deux règles en croisement, une pour chaque œil. A l'endroit même où chaque image opaque intercepte la lecture à un œil, l'autre œil qui n'a rien devant lui continue à lire. Il s'ensuit qu'au même endroit nous voyons en même temps des caractères imprimés et une règle. Nous avons l'illusion de voir à travers la règle qui semble transparente. Les caractères d'imprimerie sur fond blanc attirent davantage l'attention d'autant plus qu'ils sont situés au point d'accommodation, ce qui n'a pas lieu pour les ombres de la règle. Aussi, c'est à peine si on remarque les règles, à moins d'être prévenu. Au contraire, chaque œil voit nettement et *directement* les lettres situées devant lui, mais ne voit pas de côté ou en *croisement*, les lettres situées derrière les règles, puisque ces dernières sont vues elle-mêmes en croisement.

Dans cette expérience, les lettres ne peuvent être vues que *directement*. Avec l'expérience de l'écran percé d'un trou, c'est en images *croisées* que paraissent plutôt les deux trous. En faisant un grand effort de convergence, c'est-à-dire en regardant en avant de l'écran, au lieu de regarder au-delà, sur le carton qui attire davantage l'attention, c'est l'inverse qui a lieu, tout comme avec l'expérience similaire des bougies : les deux trous sont vus en images directes.

Mais, pour le moment, laissons de côté ce genre de diplopie moins naturelle, puisqu'elle n'est guère qu'un effet pathologique. Nous y reviendrons en temps opportun. Occupons-nous seulement du cas où les trous sont vus en images *croisées*.

Modifions légèrement l'expérience des deux bougies et de l'écran, sans sortir du cas des images croisées.

Au lieu de placer les deux bougies l'une devant l'autre, plaçons-les l'une à côté de l'autre ; dans l'écran, perçons deux trous voisins, à environ 6 centimètres de distance de centre à centre. C'est ce que nous appelons le premier dispositif.

Il se produira deux fois le phénomène indiqué plus haut. La bougie ou le trou de gauche seront vus deux fois en *images croisées* ; et, à droite de ceux-ci, deux autres bougies et deux autres trous apparaîtront également en images croisées. »

III. — La diplopie physiologique nous permet de comprendre pourquoi, au diploscope, il est nécessaire que le strabique regarde *toujours* les lettres et *jamais* les trous. Elle nous permet aussi d'expliquer la genèse du strabisme convergent des presbytes et des hypermétropes, qui réside toute entière dans l'excès d'accommodation de ceux-ci, lequel provoque synergiquement un excès de convergence. Inutile d'ajouter que les verres convexes correcteurs, en supprimant l'excès d'accommodation, suppriment du même coups l'excès de convergence et par conséquent le strabisme qui en découle.

IV. — A signaler ce fait d'observation que quand l'incoordination de convergence apparaît vers 20 ou 30 ans, elle augmente en général peu rapidement. Au contraire si elle apparaît dans le jeune âge, il est rare qu'elle n'augmente pas rapidement à un moment donné.

Ceci est surtout vrai pour les divergents.

V. — Enfin il faut savoir que l'incoordination de convergence ne se produit pas toujours dans le même sens, chez le même sujet.

Le fait n'est pas commun mais il existe des strabiques qui sont tantôt convergents, tantôt divergents. Ce sont les strabiques instables.

Remy en a cité un exemple : une hypermétrope transformait sa convergence en divergence. Dans ces cas la convergence relève du strabisme proprement dit et de l'hypermetropie, la divergence qui apparaît après la convergence est due à l'insuffisance musculaire des droits internes. Ces strabismes instables s'observent assez souvent à la suite des opérations.]

Conséquence

La conséquence immédiate de l'incoordination de convergence des axes oculaires est la suivante :

Etant donné un objet regardé simultanément par les deux yeux, l'image de cet objet se fait, d'une part, sur la macula d'un œil, d'autre part sur la rétine de l'autre œil en un point plus ou moins éloigné de sa macula.

A l'œil qui reçoit l'image sur la macula correspond une perception normale par le centre maculaire cérébral qui la reçoit, d'une image nette de l'objet.

A l'œil dévié qui reçoit l'image sur un point de la rétine autre que la macula, correspond une perception anormale, plus ou moins floue, plus ou moins déformée de l'objet, parce qu'elle est perçue, non plus par le centre maculaire cérébral de vision distincte, mais par le centre cérébral correspondant au point de la rétine impressionné.

Cette image anormale de l'objet se faisant en dehors du centre de perception distincte maculaire, n'empêche pas la vision nette de l'objet par l'œil non dévié, le sujet faisant facilement abstraction de l'image anormale.

Hétérographie

Mais, en même temps que cette image de l'objet considéré se fait en un point de la rétine, plus ou moins éloigné de la macula, il y a nécessairement un autre objet plus ou moins voisin du premier qui vient faire son image sur la macula de l'œil dévié. Les deux images maculaires se rapportent donc à des objets différents, ce qui s'exprime en disant qu'il y a *hétérographie*.

Addenda :

[I. — Il ne faut pas confondre l'hétérographie et ce que l'on a décrit sous le nom d'hétéropsie.

Hétérographie signifie : *formation* d'images de deux objets différents aux mêmes endroits de la rétine c'est-à-dire en des points identiques.

Hétéropsie voudrait dire : *vision* de deux objets différents au même endroit ; mais ce phénomène n'existe pas. Il ne peut-être que simulé par une vision rapidement alternante avec persistance des images.

II. — Il est à remarquer que sur les portions périphériques internes des rétines l'hétérographie ne peut pas avoir lieu. En effet par suite de la présence du nez, le champ visuel interne de chaque œil est beaucoup moins étendu que le champ visuel externe. Or c'est par la partie interne de la rétine que nous obtenons ce champ visuel externe. Il en résulte que pour une certaine étendue des portions périphériques de la partie interne de la rétine, les impressions reçues sont monoculaires et par conséquent à ces impressions ne correspondent pas des impressions correspondantes dans l'autre œil. Il ne peut donc y avoir hétérographie c'est-à-dire superposition d'images rétiniennes puisqu'il n'y a qu'une seule rétine impressionnée.

Ces observations ont une certaine importance pour la compréhension de certaines formes d'amblyopie ex-anopsia.]

Donc, d'une part, dans l'œil non dévié, image maculaire de l'objet considéré, transmise au centre maculaire cérébral de vision distincte ; d'autre part, dans l'œil dévié, image maculaire d'un autre objet, transmise aussi au même centre maculaire cérébral.

Voici donc le centre maculaire cérébral de vision distincte, que nous pouvons, pour la facilité de la compréhension, imaginer réduit à une cellule, sollicité par deux impressions maculaires différentes.

Neutralisation

Ne pouvant percevoir à la fois deux images qui se rapportent à des objets différents et qui, par conséquent, ne peuvent se fusionner, le centre maculaire cérébral n'en retient qu'une et laisse l'autre.

C'est là le phénomène DE LA NEUTRALISATION, D'UNE IMPORTANCE CAPITALE DANS LA PATHOLOGIE DU STRABISME.

Quelle est l'image perçue au détriment de l'autre ?

L'image perçue est celle de l'objet qui se fait à la macula de l'œil non dévié, celui-ci pouvant d'ailleurs être aussi bien l'œil droit que l'œil gauche dans le strabisme alternant. On voit donc que le phénomène de la neutralisation est intimement lié à celui de l'hétérographie.

IL NE PEUT Y AVOIR NEUTRALISATION SANS HÉTÉROGRAPHIE.

La relation entre la neutralisation et l'hétérographie peut être facilement mise en évidence par quelques expériences très simples au diploscope de REMY.

C'est pourquoi, avant d'aller plus loin, nous allons essayer de décrire cet appareil (fig. 1).

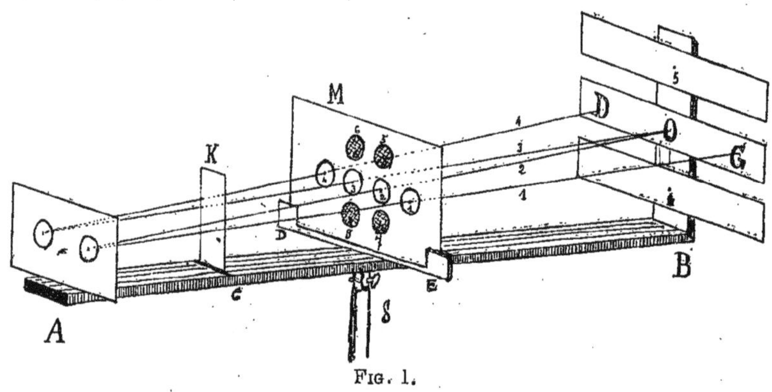

FIG. 1.

DESCRIPTION DU DIPLOSCOPE DE REMY

Sur un support S, se trouve fixée, au moyen d'une vis formant charnière, une barre rigide AB. Sur la surface supérieure de cette barre et exactement en son milieu, se trouve fixée une armature métallique DE destinée à recevoir et à maintenir verticalement une plaque métallique rectangulaire M, mesurant respectivement 0 m. 15 et 0 m. 20 de côté. Cette plaque est percée de 8 trous de 2 ctm. de diamètre, disposés comme dans la figure 2 et de telle façon qu'ils soient séparés les uns des autres par une distance de 1 ctm., tant dans le sens vertical que dans le sens horizontal.

Ces trous peuvent être obturés, ensemble ou séparément, au moyen de petits disques pleins. La plaque métallique M peut être placée sur son support de deux manières : soit en largueur, comme dans la figure 2, soit en hauteur, comme nous le verrons plus loin.

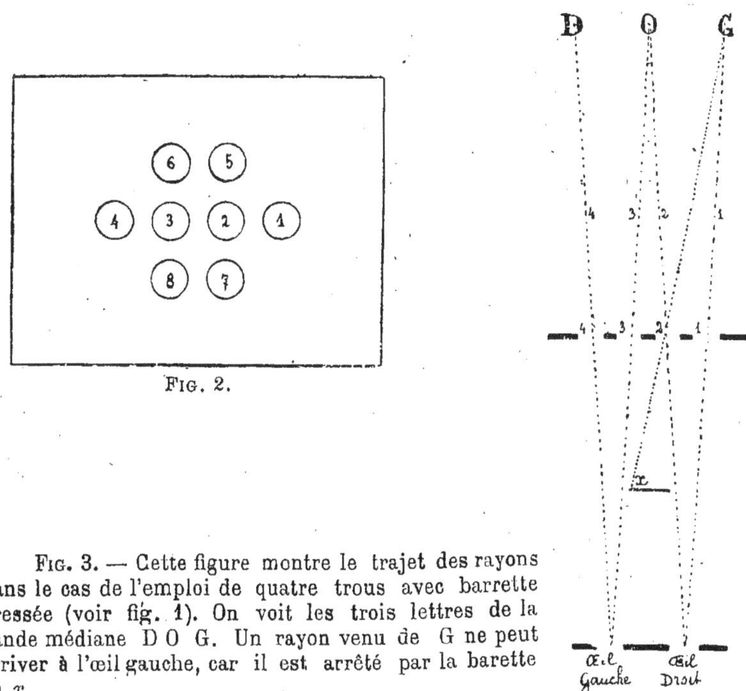

Fig. 2.

Fig. 3. — Cette figure montre le trajet des rayons dans le cas de l'emploi de quatre trous avec barrette dressée (voir fig. 1). On voit les trois lettres de la bande médiane D O G. Un rayon venu de G ne peut arriver à l'œil gauche, car il est arrêté par la barette en x.

Fig. 3.

A l'extrémité A de la barre rigide, se trouve une pièce verticale percée de deux ouvertures pour l'emplacement des yeux. A l'autre extrémité B, se trouve une plaque verticale supportant trois glissières superposées, dans lesquelles peuvent s'introduire des bandes de carton. Sur ces bandes sont imprimées différentes lettres alphabétiques, et la distance invariable de 6 ctm. qui sépare chaque lettre de sa voisine est telle que l'œil placé en A voit une lettre et n'en voit qu'une par chaque trou de la plaque ; les figures 1 et 3 permettent de s'en rendre compte.

Certains cartons portent à la place de lettres des carrés de couleur. Certains aussi portent des lettres plus petites et dont la grandeur varie exactement avec l'acuité visuelle, ce qui peut faire servir incidemment le diploscope de Remy à la mesure de l'acuité visuelle.

Enfin, entre l'extrémité oculaire A et la plaque métallique M se trouve une barrette étroite K pouvant se lever ou s'abaisser, grâce à une charnière placée en G.

Tel est l'appareil dans toute sa simplicité. Nous allons essayer maintenant d'en faire comprendre le fonctionnement.

Dans la glissière médiane, en B, introduisons un carton portant les trois lettres D O G, de telle façon que O se trouve exactement au milieu.

Fermons sur la plaque métallique M les trous supérieurs et inférieurs (fig. 1 et 3). Levons la barrette K et regardons en A. Que voyons-nous ? Les trois lettres D O G.

Fermons l'œil droit : nous voyons de l'œil gauche D O, par les trous 3 et 4.

Fermons l'œil gauche : nous voyons de l'œil droit O G, par les trous 1 et 2.

Des trois lettres D O G, les deux extrêmes sont donc vues par un seul œil, et l'O médian est vu par les deux yeux à la fois, suivant la direction des rayons indiquée par la figure 3.

Plaçons maintenant devant l'un des yeux un prisme à arête nasale, ce qui revient à nous rendre divergent, et regardons en A. Que voyons-nous ? Quatre lettres au lieu de trois : D O O G.

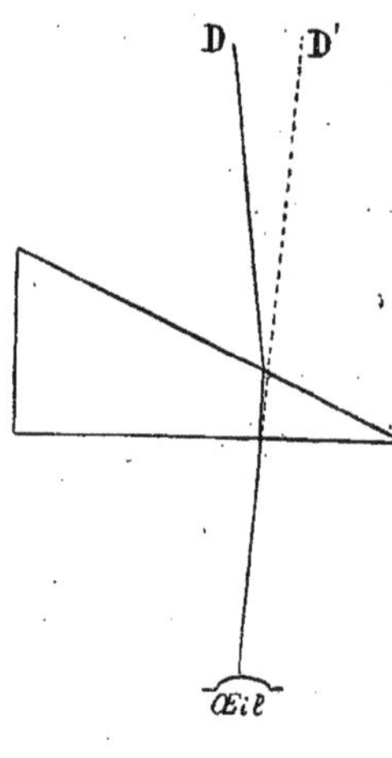

Fig. 4

En effet, on sait que le résultat de l'interposition d'un prisme devant un œil est de remonter en quelque sorte l'image vers le sommet du prisme. Ainsi un rayon issu de D (fig. 4) sera vu par l'œil comme s'il émanait du point D'.

Donc les rayons émis de D et de O (fig. 5) se réfractent dans le prisme et les lettres sont vues par l'œil gauche dans le prolongement des rayons réfractés, c'est-à-dire comme si elles se trouvaient en D'O'.

Il en résulte que D est vu en D' par l'œil gauche, O est vu à sa place par l'œil droit, O est vu en O' par l'œil gauche et G est vu à sa place par l'œil droit ; d'où résulte le dédoublement de O et la vision des quatre lettres D O O G.

Augmentons maintenant la valeur du prisme. Que voyons-nous ?

L'O de gauche se rapproche du D, l'O de droite se rapproche du G, et à un certain moment, nous ne voyons plus que D. G. Comment cela s'est-il fait ? L'effet du prisme a été de faire rapprocher les lettres D O vues en D' O' par l'œil gauche, des lettres O G vues par l'œil droit. A un moment donné, pour une valeur suffisante du prisme, l'O vu par l'œil gauche est venu faire son image exactement sur le G, et le D vu par l'œil gauche est venu faire son image sur l'O de l'œil droit ; autrement dit, il s'est produit le phénomène de l'hétérographie ou superposition d'images maculaires d'objets différents. Et alors l'œil droit a neutralisé l'O et gardé le G, tandis que l'œil gauche a neutralisé l'O et gardé le D superposé à l'O.

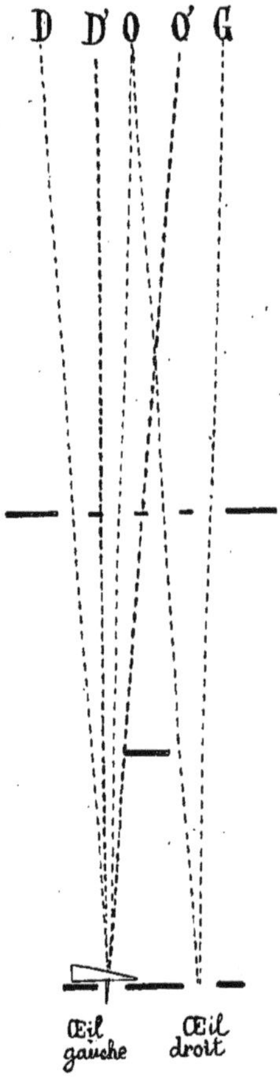

D D' O O' G

Œil gauche

Œil droit

Fig. 5

Et la preuve que la neutralisation s'est bien effectuée de cette manière, c'est qu'aussitôt que nous fermons l'un des yeux, un O apparaît à la place de la lettre correspondant à l'œil fermé.

Ne craignons pas de nous répéter. Dans cette expérience, au moment où l'image de D se trouve déplacée sur l'O vu de l'œil droit, et que celle de l'O vu de l'œil gauche se trouve déplacée sur le G, notre centre maculaire cérébral de vision distincte reçoit, pour le même point de l'espace, deux impressions maculaires différentes, puisqu'elles correspondent chacune à une lettre différente. L'image maculaire du D et celle de l'O vu de l'œil gauche se superposent ; celle du G et celle de l'O vu de l'œil droit font de même. *Il y a donc hétérographie.*

Que fait alors le centre maculaire cérébral ? Il ne peut fusionner un D et un O, pas plus qu'un O et un G, car la résultante de ce fusionnement ne constituerait aucune lettre, aucun signe alphabétique connu. Dans ces conditions, *il neutralise*, c'est-à-dire qu'il choisit entre le D et l'O d'une part, entre l'O et le G d'autre part, et qu'il ne retient que deux de ces quatre lettres superposées deux à deux.

Lesquelles retient-il ?

Dans le cas particulier qui nous occupe, étant donné que notre acuité visuelle est supposée normale, nous n'avons pas plus de raisons de neutraliser telle ou telle lettre qu'une autre ; nous avons vu, après l'interposition du prisme, les trois lettres D O G se muer en D G, nous aurions pu tout aussi bien voir O G ou D O.

De toutes façons, nous n'aurions toujours vu que deux lettres, et il nous aurait suffi de fermer alternativement les yeux pour voir O G avec l'œil droit et D O avec l'œil gauche.

Addendum :

[Dans cette expérience la lecture de D O G transformé en D G est obtenue artificiellement, comme on le voit, par l'interposition de prismes. Elle est avant tout démonstrative et théorique. Mais en pratique, surtout au petit diploscope, quand D O G est vu en vision croisée, c'est-à-dire quand le D est vu avec l'œil droit et le G avec l'œil gauche (4e expérience à 4 trous en zig-zag), elle s'observe fréquemment. C'est un phénomène de convergence qui s'observe surtout chez les presbytes insuffisamment corrigés. Un excès d'accommodation provoque synergiquement chez eux un excès de convergence. Donnez-leur un verre plus fort et le phénomène cesse.]

Le mécanisme de la neutralisation étant bien compris, voyons ce qui se passe ordinairement chez le strabique.

Ne pouvant fusionner des images maculaires différentes, le centre maculaire cérébral du strabique *neutralise* une des deux images et retient l'autre.

Quand il fixe un objet avec l'œil droit, il neutralise l'image maculaire de l'œil gauche. Quand il fixe le même objet avec l'œil gauche, il neutralise l'image maculaire de l'œil droit, de telle sorte que, les deux yeux ouverts, *il ne voit toujours en réalité que d'un œil.* Mais il y a plus.

D'une manière générale, chez les strabiques, un des yeux a une acuité visuelle inférieure à l'autre, et tout naturellement c'est l'œil le meilleur que le strabique emploie le plus volontiers, de telle sorte que ce sont ordinairement les images maculaires correspondant à l'œil le plus faible qui sont neutralisées. Peu à peu, le strabique finit par ne plus se servir que du bon œil et par neutraliser toutes les perceptions visuelles de l'autre œil. Il atteint ainsi la deuxième étape du strabisme ou étape de neutralisation. *A cette étape, le strabique regardant des deux yeux ne perçoit plus que d'un œil.*

ADDENDUM :

[Les causes favorisantes de la neutralisation sont :
1° Toutes altérations anatomiques diminuant la vision ;
2° Tout défaut de réfraction ;
3° L'amblyopie et principalement l'amblyopie dite ex anopsia ;
4° L'exposition d'un œil à une grande lumière quand l'autre est dans l'ombre et d'une manière générale toute inégalité d'éclairement.

Détail particulier, il existe des strabiques qui neutralisent pour une distance déterminée, et qui ne sont plus strabiques et ne neutralisent plus pour une autre distance. Tel est le cas de ce jeune garçon signalé par Remy qui ne neutralisait pas à une certaine distance et neutralisait de près. C'est qu'il avait une insuffisance de convergence qui produisait pour la vision de près le même effet que s'il avait divergé. Ceci justifie l'utilité de deux sortes de diploscopes, les uns pour la vision à l'infini, les autres pour la vision rapprochée.

5° L'effet de la volonté.

Que de fois, dit Remy, pour aider à faire disparaître une lettre dans le diploscope j'ai dit : Pensez à l'autre lettre plutôt qu'à celle-là.]

Amblyopie ex anopsia

Puis l'un des yeux, le plus faible, le neutralisant, l'inutile, fonctionnant de moins en moins, perçoit aussi de moins en moins jusqu'au moment où, en ayant complètement perdu l'habitude, il ne perçoit plus du tout. Alors se trouve constituée l'amblyopie *ex anopsia*, troisième étape du strabisme.

Amblyopie définitive de l'œil dévié

Enfin, exceptionnellement il est vrai, il pourra se produire ceci : l'amblyopie frappant d'abord la zone maculaire, il en résultera qu'à un moment donné, cette zone ne fonctionnera plus, alors que les zones périphériques ou certaines autres parties de la rétine fonctionneront encore. D'où cette conséquence : en vision binoculaire, l'œil dévié ne percevra rien, bien entendu ; et en vision monoculaire de l'œil dévié, cet œil se dirigera vers l'objet à regarder, de telle façon que l'image de cet objet se fasse non plus sur la macula (qui ne perçoit plus), mais sur la partie de la rétine qui perçoit le moins mal. Il en résulte que, même en vision monoculaire de l'œil dévié, cet œil louchera.

Ces cas d'amblyopie totale de la macula sont les plus rares et naturellement les plus difficiles à guérir. La macula ayant perdu toute acuité, il est difficile d'habituer le malade à regarder par cette macula, car il a toujours tendance à regarder par la périphérie de sa rétine qui n'a pas perdu complètement le sens de voir.

ADDENDUM :

Ce phénomène a pu faire croire à l'incongruence de la rétine. Il n'en est rien. (Voir la communication de Remy au Congrès de Palerme 1911)

Amblyopie définitive.

Enfin, un degré d'aggravation de plus, et l'amblyopie de l'œil dévié devient complète et définitive : c'est la quatrième et dernière étape du strabisme.

Au risque de nous répéter encore, nous résumerons ainsi les notions qui précèdent :

La condition essentielle de la vision binoculaire et distincte d'un objet est que l'image de cet objet se fasse exactement et simultanément sur les maculas des deux rétines.

Première étape du strabisme : incoordination de convergence des axes oculaires, d'où hétérographie.

Deuxième étape : neutralisation des images perçues par l'œil dévié.

Troisième étape : suppression progressive de la perception visuelle de l'œil dévié, d'où amblyopie *ex anopsia*.

Quatrième étape (inconstante) : amblyopie complète et définitive pour l'œil dévié.

Ces notions fondamentales vont nous permettre d'aborder et de comprendre le traitement orthoptique du strabisme par le diploscope de Remy.

CONDUITE A SUIVRE DANS LE TRAITEMENT ORTHOPTIQUE DES STRABISMES PAR LE DIPLOSCOPE DE REMY

1° Corriger les vices de réfraction, s'il en existe. Cette première règle ne souffre pas d'exception ;

2° Combattre l'amblyopie, quand elle existe ;

3° Combattre la neutralisation ;

4° Combattre la déviation.

Correction des vices de réfraction.

Les vices de réfraction, quels qu'ils soient, doivent toujours être corrigés le *mieux* possible, mais il n'est pas inutile de spécifier que cela ne veut pas dire *le plus exactement* possible. Telle correction, mathématiquement exacte, pourra donner une acuité visuelle moindre qu'une correction moins exacte. Il ne faut pas oublier aussi que la correction d'un vice de réfraction, exacte pour un certain degré d'accommodation, ne l'est plus pour un degré différent. Donc, on corrigera les vices de réfraction de telle façon qu'on obtienne le meilleur résultat *pratique*. Il est courant d'observer que cette correction exerce par elle-même une action bienfaisante sur le strabisme convergent des hypermétropes et même des myopes.

En effet, en corrigeant l'hypermétropie par le port des verres correcteurs convexes, on supprime l'accommodation pour la vision à l'infini, et, par là, on diminue la convergence des axes oculaires, laquelle, normalement, varie dans le même sens que l'accommodation.

Cependant, il est à remarquer que, chez les convergents, il peut arriver que le strabisme soit moindre pour la vision de près que pour la vision de loin, car chez les strabiques les rapports entre l'accommodation et la divergence ne sont pas toujours de même sens.

Tel louchera plus en regardant de près, tel autre louchera moins. Il s'ensuit que, suivant l'occupation du strabique, il faudra souvent lui faire changer ses verres correcteurs.

ADDENDUM :

[Plus on perfectionne les procédés de mensuration oculaire, plus on constate fréquemment chez les strabiques, un certain degré d'amétropie ou d'amblyopie. On est de plus en plus enclin à conclure que les strabismes s'accompagnent toujours d'un défaut de la réfraction ou de la vision et que c'est dans les verres correcteurs qu'il faut chercher le premier et indispensable instrument de redressement]

Suppression de l'amblyopie.

Pour combattre l'amblyopie *ex anopsia*, on fera travailler l'œil dévié en fermant l'œil sain. On s'attachera à faire percevoir d'abord les couleurs, ensuite les lettres. Dans le cas exceptionnel où l'œil dévié louche même en vision monoculaire, les exercices consisteront d'abord à rappeler la sensibilité de la macula. On fera regarder, soit une couleur, soit une lettre, dans une direction se rapprochant le plus possible de la normale, ce qui aura pour effet de redresser l'œil dévié en vision monoculaire.

On continuera ensuite comme précédemment.

ADDENDUM :

[Voici comment Remy comprend le traitement de l'amblyopie ex anopsia. On commence par faire fermer le bon œil pour obliger l'œil paresseux à regarder. Dès qu'on a obtenu un commencement d'amélioration de l'acuité visuelle suffisant pour permettre à cet œil de lire les plus grosses lettres au diploscope, les progrès deviennent surprenants. Le bon œil étant fermé, on fait regarder les lettres par le mauvais. Quand celui-ci voit bien les lettres, on fait ouvrir l'autre, en recommandant de faire intervenir la volonté pour continuer à voir toujours aussi nettement les lettres du mauvais œil. Pour cela, le sujet doit concentrer toute son atttention sur ces lettres. Il arrive ainsi à conserver la vision par le mauvais œil *alors que le bon œil ne voit pas tout en étant ouvert* puisque la neutralisation n'est pas encore vaincue.

C'est donc seulement quand le mauvais œil aura acquis l'habitude de voir alors que le bon œil reste ouvert, c'est-à-dire quand le sujet pourra neutraliser aussi bien du bon œil que du mauvais, qu'on entreprendra la lutte contre la neutralisation.

Quand celle-ci aura été vaincue et que la vision simultanée aura été obtenue, on continuera à faire travailler la macula du mauvais œil, en faisant regarder les lettres, d'une part par cette macula, d'autre part par une partie extra-maculaire de l'autre œil, en interposant devant ce dernier un prisme suffisant. Cette partie périphérique de la rétine du bon œil, étant moins sensible que sa macula, il se produira alors ce fait paradoxal que le sujet verra mieux du mauvais œil (vision maculaire) que du bon œil (vision extra-maculaire).

Ce nouvel état de choses aura bien vite fait de faire disparaître ce qui restait encore de l'amblyopie ex anopsia et sa guérision sera complète lorsque la vision simultanée sera devenue binoculaire].

Suppression de la neutralisation.

Pour combattre la neutralisation, nous commencons d'abord par l'expérience des couleurs, dite première expérience à deux trous (couleurs).

PREMIÈRE EXPÉRIENCE VERTICALE A DEUX TROUS (COULEURS)

Dispositif du diploscope. — Tous les trous fermés, excepté (fig. 6) un trou en haut et un trou en bas, du côté opposé au premier. Barrette levée. Cartons colorés sur les glissières supérieure et inférieure, de telle façon que les parties colorées différemment se trouvent exactement au milieu (1).

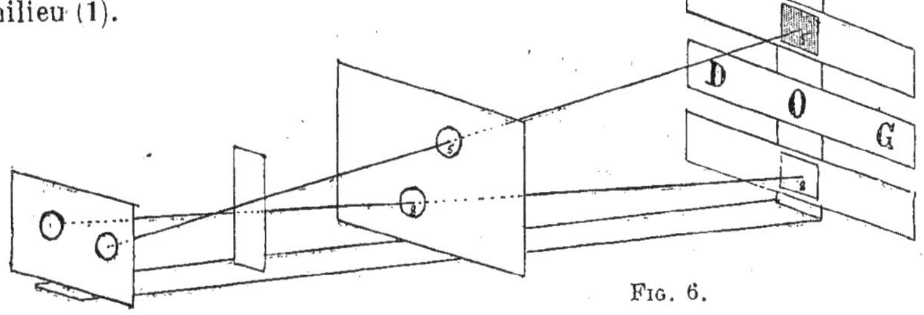

Fig. 6.

Dans cette position du diploscope, un sujet normal voit avec l'œil droit la couleur du haut par le trou 5 du haut; avec l'œil gauche, il voit la couleur du bas par le trou 8 du bas.

En vision binoculaire, il voit donc deux couleurs à la fois, l'une au-dessus de l'autre. Il est à remarquer que, dans cette expérience, ou bien le sujet, regardant et voyant nettement l'une des deux couleurs, verra l'autre plus ou moins floue, l'image de la première se faisant au centre maculaire d'un œil, l'image de la seconde se faisant en un point de la rétine de l'autre œil, autre que la macula, ou bien le sujet, regardant les deux couleurs, les voit toutes deux plus ou moins floues, les images de ces couleurs ne se faisant pas exactement au centre maculaire, pas plus pour un œil que pour l'autre.

Addendum :

[Il est à remarquer que dans cette expérience les conditions ordinaires de la vision binoculaire ne sont pas respectées. C'est une vision anormale puisqu'un œil regarde en haut et l'autre en bas. Cette expérience met donc le sujet dans une situation anormale au point de vue de la vision binoculaire. Disons de suite que cette circonstance est éminemment favorable quand on se propose de vaincre la neutralisation. En effet, le strabique habitué à neutraliser dans les conditions ordinaires de la vision, ne l'est plus ou l'est moins quand ces conditions sont anormalement différentes. Cette vision anormale place donc le sujet dans les conditions où la neutralisation est le moins difficile à vaincre :

(1) Dans ces différentes figures et diplogrammes, nous avons figuré la couleur du haut par une grisaille ; celle du bas par du blanc.

Dans la figure 6, il n'y a pas lieu de considérer les lettres D O G; on les a laissées pour montrer leur situation par rapport aux couleurs et aux trous. On voit aisément qu'elles ne peuvent pas être vues par les trous du haut et du bas.

Que se passe t-il si le sujet est strabique ?

Un strabique neutralisant voit bien la couleur du haut par le trou du haut et l'œil droit, quand il ne regarde que de cet œil. Il voit bien la couleur du bas par le trou de gauche et l'œil gauche, quand il ne regarde que de l'œil gauche ; *mais il ne voit pas les deux couleurs en même temps lorsqu'il regarde des deux yeux.*

Le premier exercice consiste dès lors à boucher alternativement l'un des deux yeux, de façon à faire voir *rapidement*, tantôt une couleur, tantôt l'autre. Après un temps variable de cet exercice, le strabique finit par garder plus ou moins l'une des deux couleurs en même temps qu'il voit l'autre. Il les voit d'abord d'une manière très vague, puis d'une manière de plus en plus nette. A ce moment, le strabique n'a encore obtenu que la vision simultanée, qu'il ne faut pas confondre avec la vision binoculaire. En effet, il voit bien les deux couleurs en même temps, mais il ne les voit pas à leur place, c'est-à-dire l'une au-dessus de l'autre.

Comment les voit-il ? Il les voit suivant les deux lois suivantes qui énoncent différemment le même fait.

1° **Loi de Desmarre.** — Dans le strabisme convergent, quand les axes oculaires se croisent, les images se décroisent.

Dans le strabisme divergent, quand les axes oculaires se décroisent, les images se croisent.

2° **Loi du diploscope** (Remy). — Dans le strabisme convergent, les images de l'œil droit vont à droite, les images de l'œil gauche vont à gauche, et le déplacement des images est d'autant plus accentué que le strabisme est lui-même plus prononcé.

Dans le strabisme divergent, c'est le contraire.

Donc, s'il s'agit d'un strabique convergent, il voit la couleur du haut à droite, la couleur du bas à gauche, et l'écart séparant les deux couleurs dans le sens horizontal est d'autant plus grand que la convergence est plus grande.

Si, alors, nous plaçons devant les yeux de ce strabique convergent des prismes correcteurs à arêtes nasales, il voit les images se rapprocher, et il arrive un moment où le degré du prisme est suffisant pour que les images des deux couleurs se fassent en un point voisin des maculas des deux yeux. A ce moment, le strabique voit les deux couleurs exactement l'une au-dessus de l'autre.

Ainsi le strabique doit d'abord chercher à percevoir les deux couleurs en même temps (suppression de la neutralisation) et à les percevoir le plus distinctement possible, ce à quoi il arrive par l'interposition de prismes d'un degré suffisant pour ramener les deux images colorées sur la même verticale. A ce moment, la déviation est corrigée.

Remarque. — Le rapprochement des deux images peut s'effectuer sur les deux images à la fois ou sur une seule des images, l'autre restant fixe. Ainsi le strabique voyant les couleurs d'abord en A et B (fig. 7) pourra les voir ensuite l'une au-dessus de l'autre, soit sur la ligne médiane (fig. 8), soit plus ou moins à gauche (fig. 9), soit plus ou moins à droite (fig. 10). Ce fait, sans importance, tient à ce que, dans un cas, la correction du strabisme s'est exercée sur les deux yeux à la fois, alors que, dans les autres cas, elle s'est exercée surtout sur un des deux yeux.

Autre remarque. — Il peut arriver qu'au fur et à mesure que les images se rapprochent, elles quittent la verticale et soient vues, à un moment donné, l'une à côté de l'autre. Cela arrive quand, au strabisme horizontal, se trouve associé un strabisme vertical. Il suffit alors de faire tourner en dedans l'un des prismes correcteurs, de façon que leur arête soit portée plus ou moins vers

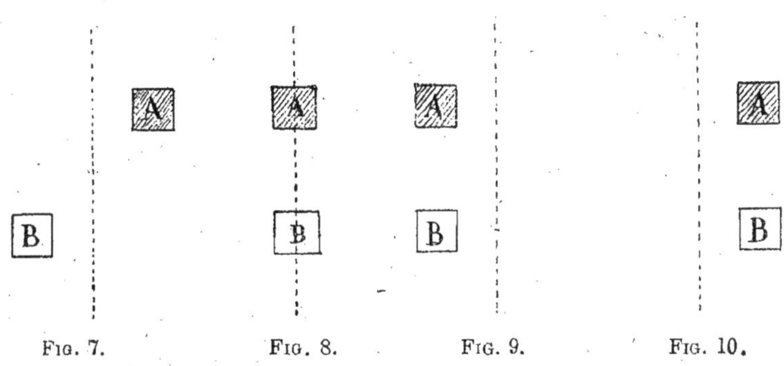

Fig. 7. Fig. 8. Fig. 9. Fig. 10.

l'angle supéro-interne ou inféro-interne de l'orbite, pour que le strabique aperçoive les images dans leur position, l'une au-dessus de l'autre.

Règle générale à observer dans l'interposition des prismes

Etant donné que l'interposition des prismes diminue toujours plus ou moins l'acuité visuelle en raison de l'épaisseur des verres, il est préférable, en pratique, de mettre le prisme correcteur devant l'œil dont l'acuité visuelle est la meilleure, c'est-à-dire devant celui qui n'est pas dévié ou l'est le moins. S'il est nécessaire d'interposer un très gros prisme, on le remplace pour éviter les irisations par deux prismes équivalents, un pour chaque œil. Ces deux prismes seront d'intensité inégale, le plus fort devant être placé devant l'œil le meilleur.

PREMIÈRE EXPÉRIENCE VERTICALE A DEUX TROUS (LETTRES)

La seule différence entre cette expérience et la précédente réside dans la substitution des lettres aux couleurs.

Elle est un peu plus difficile que la précédente pour le strabique parce que :

1° Les couleurs impressionnent une plus grande surface rétinienne que les lettres.

2° Les couleurs se présentent moins souvent que les lettres dans la vie courante et par suite, sont moins facilement neutralisées qu'elles;

3° Il faut un point de fixation pour les lettres et il n'en faut pas pour les couleurs ;

4° Le point de fixation d'une lettre est maculaire, alors que la vue d'une couleur est générale à l'œil ;

5° Pour les couleurs il ne faut ni accommodation ni mise au point.

Quand ces deux expériences ont donné les résultats attendus, on peut être assuré que le strabique ne neutralise plus, *du moins quand il y prête attention*, les objets placés l'un au-dessus de l'autre et vus en vision directe.

Remarque. — C'et évidemment par la première expérience avec des lettres qu'on commencera chez les daltonistes.

ADDENDA :

[La première expérience, qu'il s'agisse de lettres ou de couleurs, peu importe, cache sous sa simplicité apparente une surprenante complexité.

I. — Comme nous l'avons exposé ci-dessus et conformément à la loi du diploscope énoncée par Remy, un strabique qui ne neutralise pas, mais qui n'est pas corrigé voit une lettre en haut, une lettre en bas, mais ne voit pas ces lettres l'une au-dessus de l'autre sur la même verticale. Or, tous les convergents voient ces deux lettres de telle façon que la ligne qui les joint par la pensée est de même sens que celle qui réunit les deux trous du disque et tous les divergents voient ces deux lettres de telle façon que la ligne qui les joint est de sens contraire à celle qui réunit les deux trous. Cependant, chose curieuse, au début, les divergents n'arrivent à voir les deux lettres qu'en convergeant en excès ce qui fait qu'ils sont comme des convergents, mais la vision des lettres ne se manifeste pas. Quoiqu'il en soit de ce cas particulier, il s'en suit que la direction dans laquelle un sujet déclarera voir les deux lettres indiquera toujours et infailliblement : 1° s'il existe un strabisme ; 2° dans quel sens est ce strabisme.

Cette première expérience permet donc à elle seule de déceler les strabismes latents ou très minimes ou intermittents et à en déterminer la nature. Mais elle peut faire plus, puisqu'elle peut permettre, en théorie du moins, de mesurer le degré du strabisme. En effet, plus le strabisme sera accentué, plus les images seront éloignées l'une de l'autre. Pour les ramener sur la même verticale, il suffira, comme nous le verrons par la suite, d'interposer un prisme correcteur. Or LANDOLT a indiqué la manière de réduire en angles métriques la déviation produite par un prisme.

Le calcul est facile, puisqu'il suffit de diviser par 7 le numéro d'un prisme pour calculer approximativement en angles métriques la déviation qu'il exige de chaque œil lorsqu'il est placé devant l'un d'eux.

II. — Nous avons dit que quand, dans la première expérience, le strabique voit les deux couleurs ou les deux lettres en même temps, on peut être assuré qu'il ne neutralise pas.

Il faut cependant être prévenu d'une circonstance qui pourrait en apparence, mais en apparence seulement, apporter un démenti à cette assertion. Il existe en effet des strabiques qui déclarent voir simultanément les deux lettres et qui cependant neutralisent, ce dont il est aisé de se rendre compte par les autres expériences. Eh bien ! ces strabiques nous trompent parce qu'ils se trompent. C'est qu'involontairement ils regardent alternativement des deux yeux avec une telle rapidité qu'ils CROIENT voir en même temps de ces deux yeux. C'est donc là une erreur d'appréciation : le diploscope ne trompe jamais.

III. — Il peut arriver que, dans cette première expérience, un strabique qui neutralise mais qui peut se rendre compte de la position des lettres par la fermeture alternative des yeux, déclare que les lettres vues d'abord dans une certaine position se déplacent de telle façon que la lettre vue d'abord à droite vient à gauche et la lettre vue d'abord à gauche vient à droite :

Pour mieux fixer les idées, supposons qu'un de ces strabiques regarde les deux lettres A et B.

Il déclare voir :

tantôt : A   tantôt : A
B   B

C'est qu'il se produit le phénomène suivant :

Dans cette expérience, nous savons qu'en fermant un œil, c'est la lettre vue par l'autre œil qui apparaît. Or cette lettre est d'abord vue dans la position qui correspond à l'endroit de la rétine où se fait son image. Si donc le sujet regardant par un œil, on bouche cet œil, l'autre œil perçoit sa lettre correspondante, alors qu'il est encore dévié, et par conséquent à un endroit qui est en rapport avec la déviation de cet œil. Mais très rapidement cet œil qui voit mal la lettre parce qu'il la voit par une partie extra-maculaire, se redresse pour la voir plus distinctement par sa macula. Mais en même temps que s'opère cette correction de la déviation, s'opère aussi un changement dans la situation de l'image et la lettre vue alors à l'endroit où la verrait un œil normal semble avoir ainsi suivi une trajectoire et opéré un déplacement plus ou moins notable. Le même phénomène se produisant ensuite pour l'autre œil, fait alors que les deux lettres vues alternativement par les deux yeux paraissent se balancer de la position droite-gauche à la position gauche-droite et réciproquement.

IV. — Cette première expérience présente encore un autre intérêt. Elle permet de déceler et de corriger certaines paralysies oculaires et les nombreux strabismes verticaux qui accompagnent les strabismes latéraux.

En effet, si nous supposons les trous du diploscope placés comme dans la figure 6, c'est-à-dire le trou de droite en haut et le trou de gauche en bas, nous voyons que l'œil droit est obligé pour voir sa lettre de regarder par le trou de droite plus élevé et que l'œil gauche est obligé de son côté de regarder par le trou de gauche moins élevé. L'œil droit est donc obligé de se relever et l'œil gauche de s'abaisser.

Par conséquent pour un sujet atteint de strabisme vertical tel que l'œil droit soit abaissé par rapport à l'œil gauche, l'effort fait par chacun des yeux pour voir la lettre correspondante tend à corriger la déviation verticale pathologique.

Il est assez difficile de s'imaginer comment dans ces cas-là les lettres sont vues. Du fait qu'un œil est abaissé par rapport à l'autre, il voit les objets plus haut et d'autant plus haut qu'il est plus abaissé. Si, comme dans cet exemple, l'œil droit est abaissé, il verra la lettre correspondante beaucoup plus haut qu'où elle est réellement. Du fait de la situation élevée du trou, cet œil corrige bien quelque peu son abaissement, mais cette correction minime ne peut donner lieu qu'à un abaissement minime de la lettre, de telle sorte qu'en fin de compte tout en ayant son abaissement légèrement corrigé, l'œil droit pathologiquement abaissé voit la lettre plus haut que ne le verrait un œil normal.

Supposons maintenant que les trous soient disposés en sens inverse c'est-à-dire que le trou du haut soit à gauche et le trou du bas à droite. Pour regarder dans le trou de droite qui se trouve en bas, l'œil droit devra exagérer son abaissement déjà pathologiquement exagéré, alors que l'œil gauche devra exagérer son relèvement.

Par conséquent l'effort fait par chacun des yeux pour voir la lettre correspondante tendra à exagérer la déviation verticale pathologique.

Et comment alors le sujet verra-t-il les lettres ?

Par l'œil gauche non abaissé, il verra la lettre du haut à peu près à sa place, mais par l'œil droit exagérément abaissé il verra la lettre correspondante beaucoup plus haut qu'elle n'est en réalité. Or comme cette lettre est celle du bas, il pourra se faire que l'œil droit la perçoive au dessus de celle de l'œil gauche, de telle sorte qu'en fin de compte le sujet pourra voir les lettres transposées, c'est-à-dire celle du bas au-dessus de celle du haut.

Ces considérations ont une grande importance pratique.

Il est extrêmement fréquent de voir les strabismes latéraux s'accompagner de strabisme vertical et cela malheureusement souvent après les interventions chirurgicales. Or, dans cette première expérience on pourra, suivant la disposition des trous, soit diminuer, soit exagérer les déviations verticales. C'est assez dire qu'on devra, suivant les sujets, adopter tantôt une disposition (trou de droite en haut, trou de gauche en bas), tantôt l'autre (trou de gauche en haut, trou de droite en bas), en s'arrangeant toujours de telle façon qu'à l'œil le plus abaissé corresponde le trou du haut et vice versa. Enfin, on peut présumer facilement de cette première expérience que le diploscope doit permettre des exercices correcteurs non seulement des déviations latérales mais encore des déviations verticales. Les couleurs ou lettres verticales doivent être vues à la distance qu'elles ont réellement. Si cette distance est modifiée, c'est l'indication d'un strabisme vertical. Cette distance peut être augmentée ou diminuée. Si elle est augmentée, c'est que les trous sont convenablement placés et il est facile de déduire de là quel est l'œil le plus élevé ou le plus abaissé par rapport à l'autre. Si cette distance est diminuée ou même si les couleurs sont interverties, c'est que les trous sont mal placés.

V. Quand le strabique a satisfait à cette première expérience, on peut être assuré, avons-nous dit, qu'il ne neutralise plus, nous aurions dû dire qu'il peut, *s'il le veut*, ne plus neutraliser. Mais, à ce moment, s'il n'est pas corrigé par des prismes il est frappé de diplopie.

Dans certains cas, cette diplopie, quand elle n'a pas été corrigée, a pu donner lieu à des anomalies de vision d'apparence paradoxale. Remy en a signalé une des plus intéressantes : un divergent regardant deux mots écrits sur une feuille de papier voyait ces mots transposés de telle façon que le premier était devenu le second et réciproquement.

Ainsi supposons que ces deux mots étaient : ETUDES MÉDICALES.

Pour une certaine distance, il lisait : MÉDICALES ÉTUDES.

Comment cela pouvait-il se faire ? Remy en trouva l'explication : Le strabique divergent qui ne neutralise pas et qui n'est pas corrigé voit forcément double et les deux images sont vues suivant la loi du diploscope. Dans le cas particulier il verra donc :

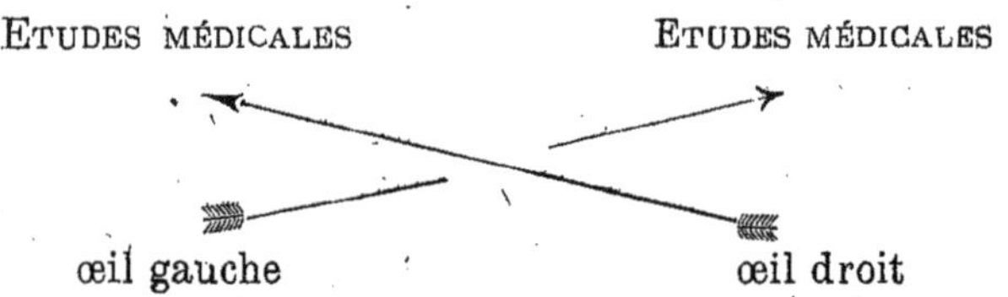

Mais supposons qu'il continue à diverger. Alors l'œil droit, se portant en dehors, cesse d'abord de voir ETUDES parce que c'est ce mot qui, le premier, cesse de faire son image sur la rétine, alors que le mot MÉDICALES continue à être vu. Pour un certain degré de divergence, l'œil droit ne voit donc plus que le mot MÉDICALES.

De son côté, l'œil gauche se portant, lui aussi, de plus en plus en dehors, cesse pour les mêmes raisons de voir MÉDICALES sans cesser de voir ETUDES. Pour un certain degré de divergence, le sujet pourra donc voir : MÉDICALES ETUDES.

La même anomalie peut d'ailleurs s'observer en sens inverse et s'expliquer de la même façon chez les convergents, tels les deux cas signalés par Remy de sujets lisant par exemple 74 au lieu de 47.

EXPÉRIENCE A TROIS LETTRES ET SIX TROUS

Dispositif du diploscope. — Le même que précédemment, mais, en plus, les quatre trous médians sont ouverts (fig. 11), et sur la glissière médiane il y a un carton portant les trois lettres D O G (fig. 12).

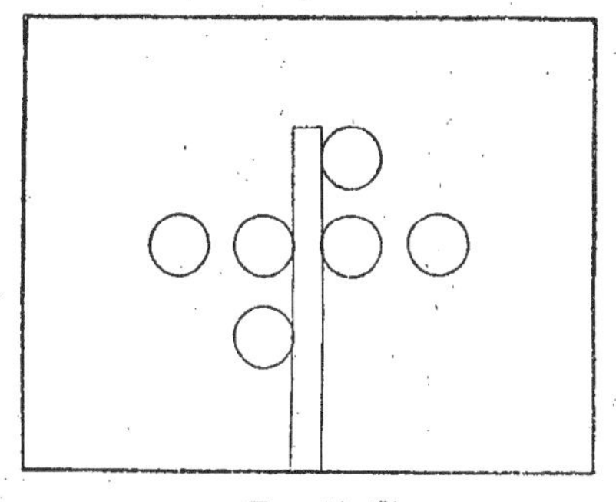

Fig. 11 (1).

On peut se faire facilement une idée de cette expérience en réunissant les figures 1 et 6. Nous nous contenterons

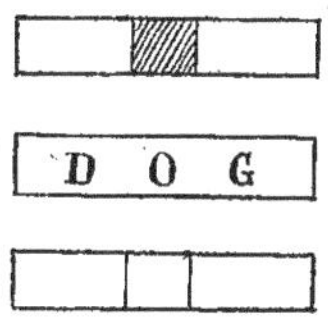

Fig. 12

de la schématiser par les figures 11 et 12.

Dans cette expérience, un sujet normal voit la figure 13 par la juxtaposition des deux images des figures 14 et 15, que verrait séparément chaque œil.

Quant au strabique qui neutralise, il ne voit qu'une de ces deux dernières images. Le strabique qui ne neutralise pas ou ne neutralise plus et que nous supposons convergent, voit ces deux images séparées et plus ou moins éloignées l'une de l'autre, suivant la loi du diploscope. Mais par l'interposition de prismes correcteurs, il voit les deux images se rapprocher jusqu'au moment où elles donnent l'image normale.

A ce moment, nous savons quel est le degré qu'il faut donner au prisme pour corriger ce strabique *regardant en vision directe*.

Pour la même raison que précédemment, nous devrons ensuite remplacer les couleurs par des lettres, puis, par des exercices successifs, nous chercherons à diminuer progressivement le degré du prisme correcteur.

Nous aurons donc vaincu successivement :

1° La neutralisation des objets vus en vision directe et placés l'un au-dessus de l'autre ;

2° La neutralisation des objets vus en vision directe et placés l'un à côté de l'autre.

---

(1) Dans ce schéma, la barrette est représentée, non en vraie grandeur par rapport aux trous, mais suivant la grandeur où elle se projette sur la plaque, quand elle est vue des deux yeux ; cette projection est rapetissée, l'écartement des deux yeux étant supérieur à la largeur de la barrette. Voir figure 1.

Mais nous avons fait beaucoup plus. Par l'apposition de prismes correc-

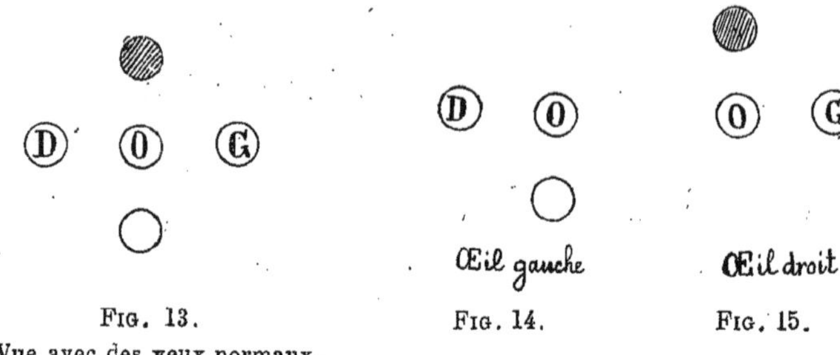

Fig. 13.
Vue avec des yeux normaux.

Fig. 14.

Fig. 15.

teurs, nous avons obligé le strabique à *fusionner* ces deux O vus chacun par un œil et qui se superposent.

Du moment que le strabique voyait le D par l'œil gauche, il ne neutralisait pas de cet œil ; donc, il voyait aussi l'O de cet œil. Du moment qu'il voyait en même temps le G par l'œil droit, il ne neutralisait pas de cet œil ; donc, il voyait aussi l'O de l'œil droit. Par conséquent, quand il voyait de ses deux yeux D O G, les lettres étant toutes à égale distance, c'est que *forcément* il fusionnait les deux O.

Remarque. — La disposition verticale des couleurs a pour les exercices de correction une très grande importance. En effet, les couleurs vues verticalement constituent un guide très apprécié par le strabique. Elles l'obligent à diminuer son accommodation et facilitent la vision des deux groupes de lettres.

EXPÉRIENCE A QUATRE TROUS EN ZIG-ZAG

Dispositif du diploscope. — Barrette abaissée. Deux trous médians, un trou supérieur et un trou inférieur du côté opposé, ouverts (fig. 16).

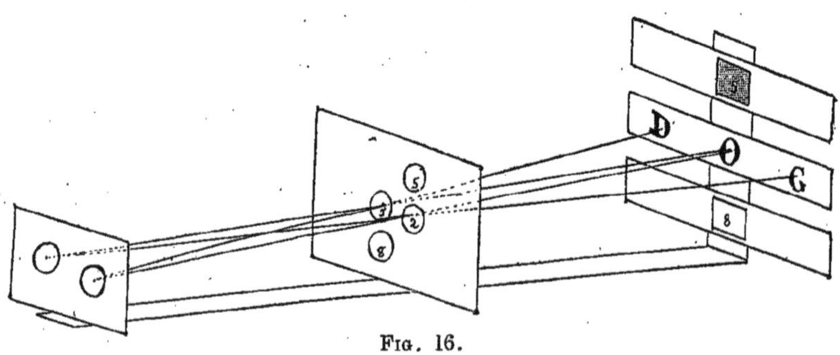

Fig. 16.

Dans cette expérience, un sujet normal voit en vision binoculaire la figure 17 par la juxtaposition des figures 18 et 19 :

Il est extrêmement important de remarquer que, dans cette expérience, la vision des lettres D O G se fait d'une façon toute différente que dans l'expé-

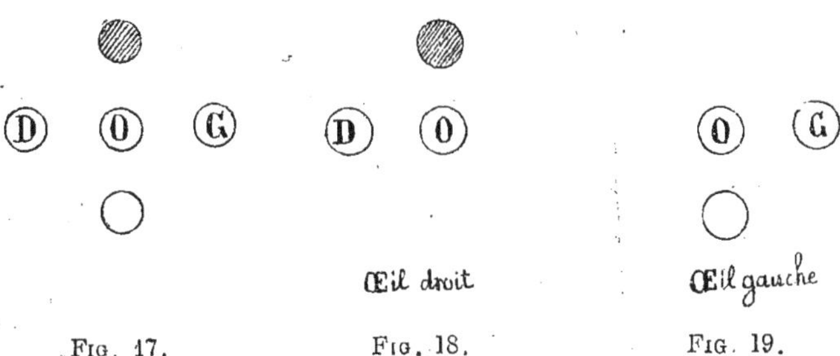

Fig. 17. Fig. 18. Fig. 19.

rience précédente. En effet, par suite de l'abaissement de la barrette, la marche des rayons n'est plus seulement droite, mais encore croisée (fig. 16 et 20). Elle est droite pour les couleurs et l'O, elle est croisée pour les lettres D et G. Or, il y a ordinairement une très grande différence dans la convergence des strabiques, suivant qu'il s'agit de la vision droite ou croisée.

Cela est la conséquence de l'augmentation de la convergence par le rapprochement des objets.

De telle sorte qu'un strabique convergent, qui satisfait parfaitement à l'expérience à six trous, est souvent tout surpris de ne pouvoir, avec les mêmes verres correcteurs, satisfaire à l'expérience à quatre trous (1).

Que voit donc un strabique convergent dans cette expérience ? Il voit la figure 21 :

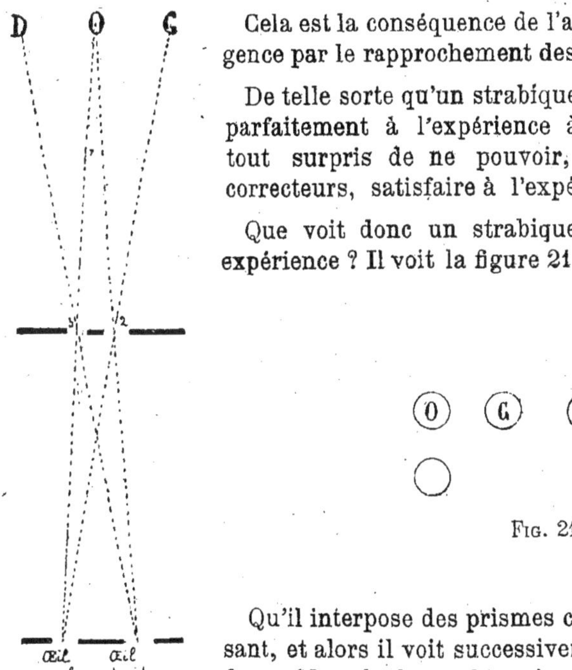

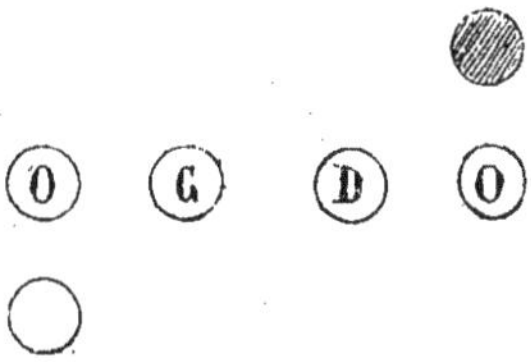

Fig. 21

Qu'il interpose des prismes correcteurs de degré croissant, et alors il voit successivement la figure 22, puis la figure 23 ou la figure 24, suivant qu'il neutralise le D ou le G.

Fig. 20

Quelquefois même, il voit alternativement les deux figures 23 ou 24 par

(1) Voir, pour plus de détails, l'explication donnée par le Dr Remy au moyen du double diplogramme (Congrès de Bruxelles, 1910).

suite de la neutralisation alternée du D et du G sous l'influence de la fatigue alternante des yeux.

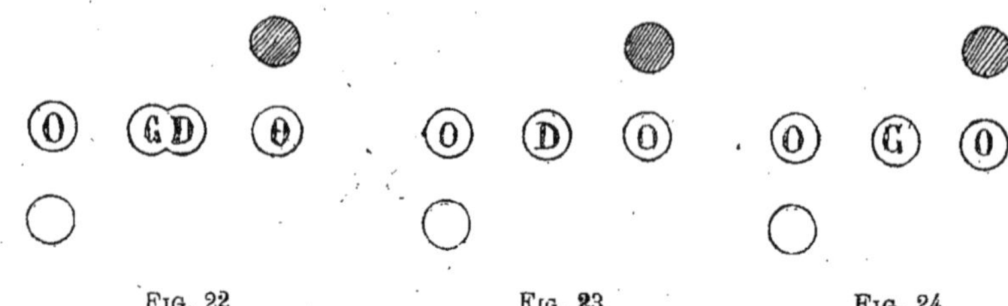

Fig. 22 Fig. 23 Fig. 24

Des prismes plus forts lui font voir ensuite la figure 25, puis la figure 26 (dans le dernier cas, les images de l'O, se faisant sur le D et le G, sont neutralisées).

En augmentant encore, il voit la figure 27, puis enfin la figure 28.

A ce moment, le strabique convergent a trouvé son prisme correcteur *pour la vision croisée.*

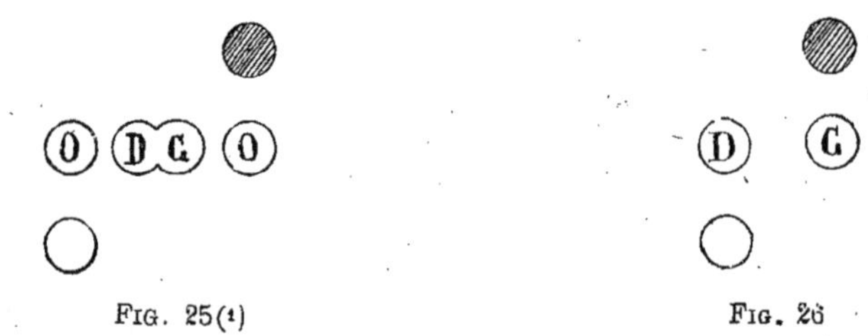

Fig. 25(1) Fig. 26

On remarquera que, dans cette expérience comme dans la précédente, le strabique a été obligé de fusionner les deux O.

Ces trois premières expériences constituent les expériences capitales

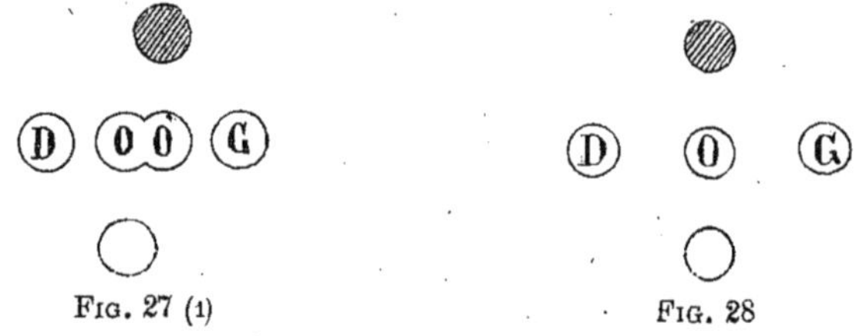

Fig. 27 (1) Fig. 28

de correction des strabiques. Les deux qui vont suivre n'en sont que des variantes, résultant de la combinaison de ces expériences entre elles.

Remarque. — Il est évident que, dans les expériences qui précèdent, on peut remplacer les couleurs par des lettres, ce qui constitue une légère difficulté de plus, pour les raisons déjà exposées.

---

(1) Si les lettres sont de dimension assez faible, on peut aussi voir les deux lettres D G (fig. 25) ou O O (fig. 27) dans un seul trou bien rond, chaque lettre étant assez près du bord. On peut aussi voir O D et G O (fig. 25), ou D O et O G (fig. 27), rassemblées dans un seul trou ; dans ces derniers cas, l'opérateur ne voit que deux trous, au lieu de trois.

ADDENDUM.

[Les deux expériences qui vont suivre n'étant somme toute que des combinaisons variées des précédentes, on peut se demander en quoi réside leur utilité. Celle-ci réside dans le fait d'exercer des points différents des rétines. Il arrive en effet parfois qu'un strabique convergent, voyant parfaitement D. O. G. au diploscope (expérience en zig-zag) et par conséquent maintenant ses yeux bien droits, se remet à loucher dès qu'il ne regarde plus à travers les trous de l'instrument.

Dans ce cas, le strabique ne sait voir des deux yeux à la fois et ne sait maintenir sa vision binoculaire que tant que les points rétiniens éduqués sont les seuls à fixer l'objet. Dès que le même objet se trouve fixé par toute la rétine, les points éduqués sont insuffisants pour contrebalancer ceux qui ne le sont pas.

Il y a donc sinon nécessité du moins toujours utilité à recourir à des expériences variées permettant d'éduquer le plus grand nombre possible de points de fixation rétiniens].

EXPÉRIENCE A SEPT TROUS

Dispositif du diploscope. — Tous les trous ouverts, sauf un en bas. Barrette levée, mais seulement jusqu'à hauteur des trous supérieurs (fig. 29). Cartons dans chaque glissière selon la figure 30.

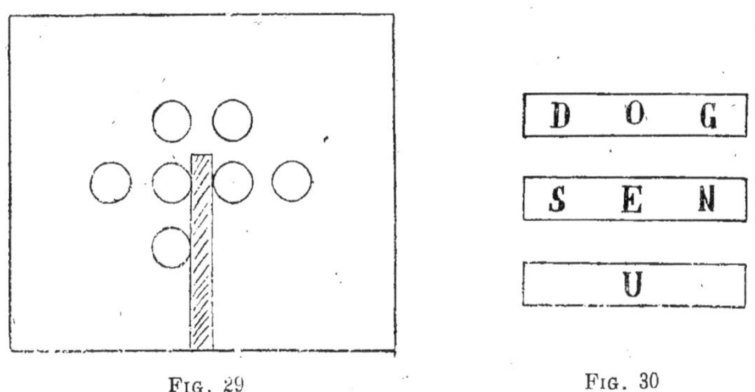

FIG. 29 FIG. 30

(Nous ne figurerons plus que les lettres, sans les encercler.)

Dans cette expérience, un sujet normal voit :

D O G

S E N

U

par la juxtaposition de :

Œil gauche		Œil droit
O G		D O
S E	et de	E N
U		

Les lettres D et G sont vues en vision croisée, les autres lettres en vision directe.

Un strabique convergent voit donc ces deux groupes de lettres séparés, mais s'il interpose des prismes correcteurs à arête nasale, il voit ces deux groupes se rapprocher et prendre toutes les positions intermédiaires qu'on peut facilement imaginer en faisant glisser, par la pensée, le groupe de droite vers la gauche ou le groupe de gauche vers la droite.

C'est ainsi qu'il verra successivement :

O G D O
S E E N
U

puis :

O G O O D O
S E E N ou S E E N
U U

(suivant qu'il neutralisera le G ou le D qui se superposent).
puis :

O D G O
S E E N
U

puis

D G
S E E N
U

(par neutralisation des O au profit du D et du G).
puis :

D OO G
S EE N
U

et enfin :

D O G
S E N
U

EXPÉRIENCE A QUATRE TROUS ET CINQ LETTRES

Dispositif du diploscope. — Les quatre trous médians 1, 2, 3 et 4 ouvert (fig. 34). Pas de barrette. Carton à cinq lettres (fig. 35).

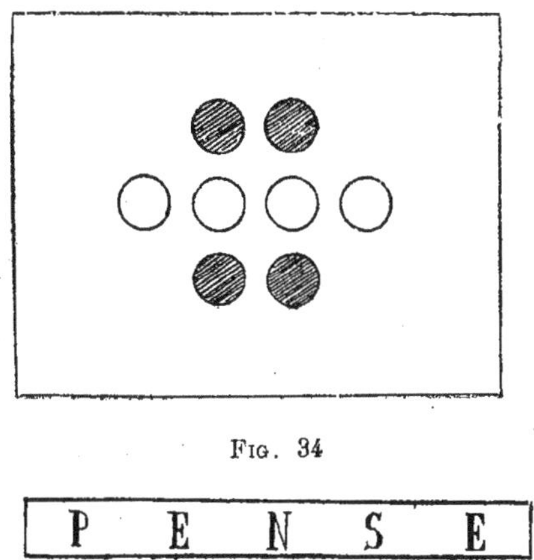

Fig. 34

P	E	N	S	E

Dans cette expérience, un sujet normal voit :

P E N S E

par juxtaposition de :

P E N S (Œil droit.) et de E N S E (Œil gauche.)

Sur ces cinq lettres, vues en vision croisée, trois sont donc communes aux deux yeux.

Le strabique convergent verra ces cinq lettres, dans une des positions du diagramme suivant, par l'interposition de verres correcteurs progressivement croissants :

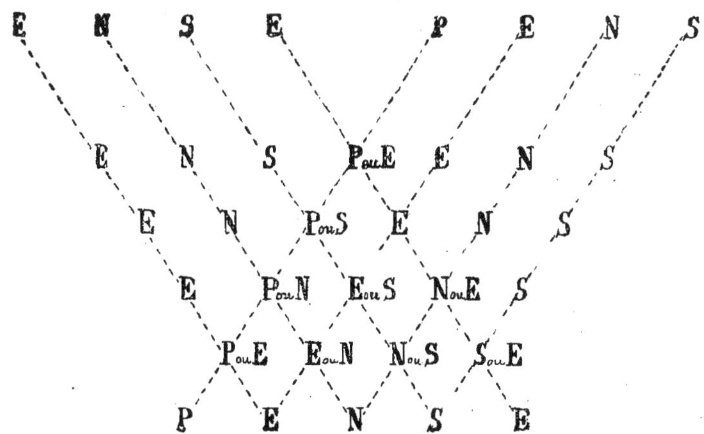

EXPÉRIENCE A QUATRE LETTRES ET DEUX TROUS

Dispositif du diploscope. — Plaque retournée, le plus grand axe vertical. Les deux trous extrêmes 5 et 7 ou 5 et 8 d'une même ligne horizontale sont ouverts et la barrrette abaissée (fig. 31); le carton a quatre lettres (fig. 32) :

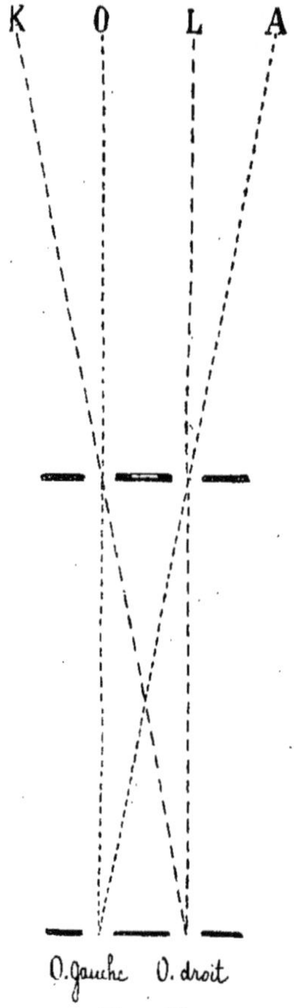

K O L A

O. Gauche O. droit

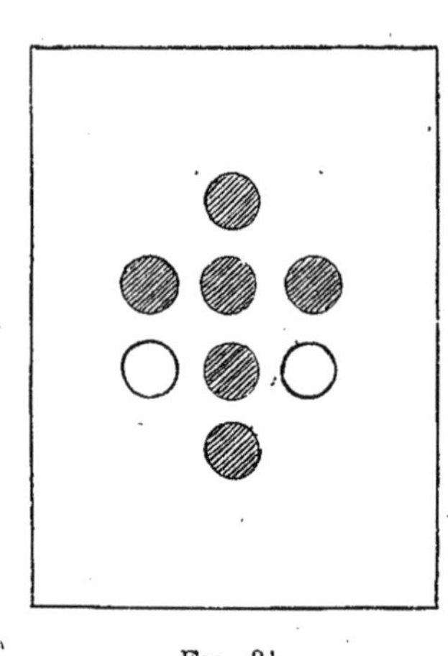

Fig. 31

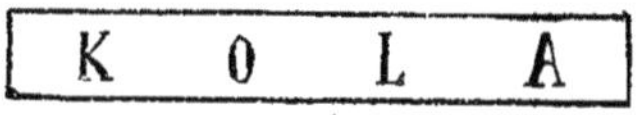

Fig. 32

Il est aisé de se rendre compte, par l'examen de la figure 33, que, dans cette expérience, un sujet normal voit :

Fig. 33

K O L A

par la juxtaposition des groupes :

K L	et	O A
Œil droit		Œil gauche

Pour se rendre compte de ce que verra successivement un strabique convergent avec des prismes correcteurs de plus en plus puissants, il suffit de suivre le diagramme suivant :

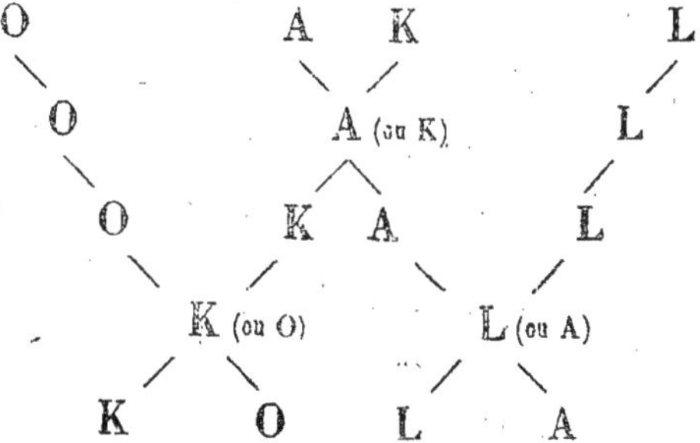

Il est à remarquer que dans cette expérience, il ne se produit nulle part de fusionnement, puisqu'il n'y a pas une seule lettre qui, à un moment quelconque, soit vue par les deux yeux à la fois. Par suite, le strabique manquant de ce guide *sûr* qu'est pour lui le fusionnement des images d'une même lettre, est obligé de se fier sur l'équivalence des écartements des lettres entre elles.

ADDENDA.

[I. Cette expérience diffère surtout des précédentes par ce fait qu'aucune lettre vue n'est commune aux deux yeux. Grâce à cette particularité, elle peut être utilisée pour dépister la simulation de diplopie. En effet, la diplopie pathologique ne fait voir doubles que les objets vus par les deux yeux. Or dans KOLA, aucune des lettres n'étant vue par les deux yeux à la fois, un diplopique pathologique devra voir KOLA absolument comme un sujet normal.

Il est bien rare qu'un simulateur ne tombe dans le piège en déclarant voir une ou plusieurs lettres doubles là où il ne peut les voir que simples.

II. Dans cette expérience, les conditions de la vision binoculaire sont un peu modifiées. C'est ce qu'on pourrait appeler de la vision séparée et il peut arriver qu'un sujet satisfasse à cette expérience par la vision simultanée sans pour cela cesser de neutraliser en vision binoculaire.

C'est pourquoi cette expérience ne doit être utilisée dans le traitement orthoptique d'un strabique, qu'après que les expériences précédentes ont permis d'obtenir la vision binoculaire.

III. Il arrive parfois que devant cette expérience, un strabique possédant la vision binoculaire et, par conséquent, ne neutralisant pas, déclare ne voir qu'un des groupes de lettres, soit OA soit KL. C'est qu'il ne cherche pas l'autre groupe où il doit se former, c'est-à-dire parfois très loin du premier. Aussi est-il bon d'indiquer aux strabiques où ils doivent chercher l'autre groupe de lettres, de façon à ce qu'ils ne le cherchent pas à droite, alors qu'ils doivent le voir à gauche. De plus, chaque fois qu'au strabisme latéral s'ajoutera du strabisme vertical, le strabique ne verra pas les deux groupes de lettres sur la même horizontale.

Il verra

K L
O A

si l'œil gauche est trop élevé ou l'œil droit trop abaissé,

et

O A
K L

si c'est le contraire.

IV. Le principal intérêt orthoptique de cette expérience réside dans ce fait qu'elle permet de parfaire le traitement. En effet, Remy insiste sur ce point que pour être certain de la guérison d'un strabique, il faut qu'il arrive à dépasser le but. C'est ainsi qu'un convergent doit arriver à produire une légère divergence de — 2°, — 4°, — 6°.

Pour arriver à ce résultat, le strabique peut chercher à satisfaire aux expériences précédentes en interposant des prismes contraires à ceux qui sont utiles à sa déviation, c'est-à-dire à sommet temporal pour les convergents, à sommet nasal pour les divergents.

Mais l'expérience K O L A lui fournit un moyen encore plus simple sans l'interposition toujours un peu gênante des prismes. Il lui suffit, en effet, de lever la barette du diploscope pour ne plus voir que les deux lettres O et L. Or, la distance qui sépare ces deux lettres vues chacune par un œil différent varie suivant l'état de convergence ou de divergence.

Elle augmente par la convergence, elle diminue par la divergence. Pour obtenir un certain degré de divergence, il suffit donc à un convergent de faire effort pour que les deux lettres O et L se rapprochent au point de se confondre.

Il y a du reste avantage pour cet exercice à remplacer le test K O L A par un test comportant deux lettres comme L et F dont le fusionnement forme un E.

Remy emploie aussi à cet effet un test comportant deux demi-croix qui par leur fusionnement forment une croix — et chez les enfants un test comportant, soit un oiseau et une cage, soit un cheval d'un côté et son cavalier de l'autre. L'enfant doit chercher à voir le cavalier sur le cheval ou l'oiseau dans la cage.]

Règles à suivre pour le traitement orthoptique du strabisme

Le traitement orthoptique du strabisme par le diploscope de Remy consiste à utiliser ces expériences les unes après les autres de la façon suivante :

On place devant l'œil du strabique des prismes de valeur croissante jusqu'à ce qu'il voie les lettres dans les conditions et l'ordre où elles sont vues par un sujet normal. Puis on diminue légèrement la valeur du prisme, ce qu'il est facile de faire par l'emploi d'échelles de prismes variant entre eux de deux degrés seulement. Le travail du strabique consiste à faire l'effort nécessaire pour *continuer à voir* les lettres dans leur position normale, tout en baissant progressivement la valeur des prismes.

Et ce n'est pas une des moindres surprises réservées par le diploscope que de constater qu'un strabique qui, par exemple, ne voyait D O G qu'avec un prisme de 30°, arrive très vite à maintenir la vision de ces trois lettres tout en diminuant le prisme de 2, 4, 6, 8, 10° et plus dans une même séance.

L'intensité du prisme correcteur est évidemment différente suivant qu'il s'agit de la vision directe d'images superposées, de la vision directe d'images horizontales ou de la vision croisée. C'est pourquoi il est important de commencer par les expériences les plus faciles, qui exigent le moins de correction, pour arriver progressivement aux plus difficiles.

Chaque séance de travail orthoptique peut avoir une heure de durée sans trop fatiguer le sujet. Toutefois, certains sujets se fatiguent plus que d'autres.

Quant un strabique voit, par exemple, D O G avec un prisme de 30, il regarde ces lettres attentivement, puis insensiblement remplace ce prisme par un autre de 28. Il continue alors à regarder attentivement les lettres, et, au bout de quelques instants, il peut amener devant son œil un prisme de 26, puis de 24, et ainsi de suite. Mais il arrive, par exemple, qu'avec le prisme de 24 il perd D O G et voit D O O G. Si alors il remplace ce prisme de 24 par celui de 26, il est tout surpris de continuer à voir D O O G. Ce phénomène explique précisément le mode d'action du diploscope.

La rétine est ainsi faite qu'elle a une tendance à *conserver* les impressions reçues. C'est pour garder l'impression qu'elle a déjà de D O G qu'elle produit par action réflexe une détente de la convergence chez le strabique convergent qui diminue la valeur de son prisme correcteur. C'est pour la même raison que lorsque ce strabique voit D O O G, il continue à voir D O O G même en augmentant la valeur du prisme jusqu'à celle pour laquelle il voyait antérieurement D O G.

D'où cette conséquence : le strabique doit travailler en partant du prisme suffisant à la correction complète qu'il diminue progressivement, mais non pas en partant d'un prisme insuffisant à la correction pour l'augmenter progressivement.

On peut ranger par ordre de croissance de difficulté et de correction les exercices suivants :

1° Exercice des images verticales (couleurs) ;

2° Exercice des images verticales (lettres) ;

3° Exercice des trois lettres horizontales vues en vision directe et couleurs verticales (Expérience à six trous, trois lettres et deux couleurs) ;

4° Exercice des trois lettres horizontales vues en vision directe et lettres verticales (Expérience à six trous, trois lettres horizontales et deux verticales) ;

5° Exercice des trois lettres horizontales vues en vision directe sans lettres, ni couleurs verticales (Expérience à quatre trous, trois lettres horizontales) ;

6° Exercice des trois lettres horizontales vues en vision croisée et des deux lettres ou couleurs vues en vision directe (Expérience à quatre trous, trois lettres horizontales et deux verticales) ;

7° Exercice des trois lettres horizontales vues en vision croisée sans lettres ni couleurs (Expérience à deux trous, trois lettres) ;

8° Exercice des sept lettres, dont trois en vision directe, trois en vision croisée et une en vision directe (Expérience à sept trous et sept lettres) ;

9° Exercice des cinq lettres horizontales (Expérience à quatre trous et cinq lettres) ;

10° Exercice des quatre lettres horizontales (Expérience à deux trous, quatre lettres, plaque retournée).

Le traitement orthoptique du strabisme ne consiste pas seulement à faire travailler le strabique pendant une heure chaque jour. Il faut encore lui faire porter en permanence des verres prismatiques d'une valeur telle qu'il puisse avoir la vision binoculaire *d'une façon permanente.*

Or, la valeur de ces prismes doit évidemment varier suivant que les occupations du strabique nécessitent la vision à l'infini ou la vision rapprochée.

Prenons l'exemple d'un enfant de sept ans, strabique convergent, allant en classe.

Le matin, nous lui faisons faire une demi-heure d'exercices au diploscope, puis, les exercices terminés, nous lui faisons garder des lunettes dans lesquelles nous avons enchâssé un ou deux prismes d'une valeur totale égale à celle du prisme le plus bas qui dans les exercices a permis *facilement* la vision normale.

Puis, nous faisons lire ou écrire l'enfant. S'il ne neutralise pas, il voit double. Nous cherchons alors avec l'échelle de prismes quel est le prisme qu'il faut ajouter à ceux de ses lunettes pour lui permettre la vision de près, et, soit en lui confiant d'autres lunettes, soit en lui changeant ses prismes, nous lui adaptons les prismes appropriés, quand ses occupations scolaires exigent la vision de près.

C'est assez dire que le traitement orthoptique du strabisme exige une attention continue. Nous allons plus loin : c'est, à notre avis, une arme à double tranchant qui peut être nuisible si elle est mal appliquée.

Nous arrêterons là cette étude, qui ne donne qu'un aperçu bien imparfait de la complexité et de l'ingéniosité de la méthode de Remy.

Nous avons à dessein passé sous silence les particularités de détail qu'offre ordinairement cette méthode pour chaque cas particulier.

Nous nous estimerons heureux si, au mépris du style, nous avons été suffisamment clair pour faire comprendre toute la valeur scientifique et pratique de cet instrument aussi merveilleux que simple, auquel Remy a donné le nom de diploscope (1) et grâce auquel il est permis d'affirmer que :

1° *Dans le traitement du strabisme, l'opération d'emblée constitue, en général, une monstruosité ;*

2° *Le traitement du strabisme doit toujours être un traitement orthoptique. Ce n'est qu'accessoirement et dans de rares cas que l'opération est justifiée ;*

3° *Dans les rares cas où elle est justifiée, l'opération ne peut aboutir qu'à un désastre si elle n'est complétée par les exercices au diploscope de Remy.*

Dr M. HÉLOUIN.

(1) Il n'y a qu'un seul instrument qui doive s'appeler Diploscope : c'est le diploscope de Remy.

Les diploscopes de X, de Y, de Z et autres « ..... scopes » débaptisés n'en sont que des imitations dont les auteurs feraient bien de méditer ces vers du poète :

Je hais comme la mort l'état de plagiaire.
Mon verre n'est pas grand, mais je bois dans mon verre. (MUSSET)

Paris. — Imp. R. TANCRÈDE, 15, rue de Verneuil.

www.ingramcontent.com/pod-product-compliance
Ingram Content Group UK Ltd.
Pitfield, Milton Keynes, MK11 3LW, UK
UKHW020359250726
13967UKWH00005B/2366